AF395210

ÉPÎTRE

HOROSCOPIQUE ET PROPHÉTIQUE.

PAR FRÉDÉRIC-LE-GRAND,

Roi de Prusse ;

A SON AMI FINCK, EN 1769 (1).

NOUVELLE ÉDITION,

REVUE ET AUGMENTÉE

PAR Mme M. F. V. T. O******.

A PARIS,

CHEZ LES MARCHANDS DE NOUVEAUTÉS.

An 12 de la République.

1803.

AVERTISSEMENT.

DE Frédéric-le-Grand, ce monarque fameux,
Dont la gloire en tout genre était l'heureux partage,
   J'ai lu, j'ai médité l'ouvrage;
   On y voit l'éloge pompeux
   D'un homme grand, sublime, vertueux,
Que la sagesse illustre autant que le courage.

Sur cet Être parfait, qu'il place au rang des Dieux,
   Son emblêmatique langage
M'a paru renfermer un sens mystérieux;
   Cet horoscope, ou prophétie,
   Je l'ai commentée, éclaircie,
Et mon âme inspirée interprêta ses mots.

   Aujourd'hui, tout la justifie;
Aux yeux de l'Univers elle se vérifie;
   La révéler est à propos.
Ce motif puissant m'anime et m'encourage;
Le Héros de la France a droit à cet hommage.

Frédéric en mérite était grand connaisseur;
Grand guerrier, sa sagesse était rare et profonde:
   De BONAPARTE il fut le Précurseur,
   Il devait l'annoncer au Monde.

NOTES.

(1) *Frontispice , page* 1ʳᵉ *:* En 1769.

Cette année est celle de la naissance de BONAPARTE.

(2) *Page* 13 : dont jouit Erostrate.

Il est à présumer que le roi de Prusse avait en vue l'abbé, cardinal de Bernis, qui, lors de son ministere, pour se venger d'une raillerie que Frédéric avait fait de ses vers, suscita la guerre désastreuse qui fut terminée par le traité honteux et ruineux de 1756. M. Turgot adressa au cardinal, en 1757, une piece de vers qui finit ainsi :

> Nos rivaux triomphans, notre gloire flétrie,
>> Notre marine anéantie,
> Nos îles sans défense, et nos ports saccagés,
> Voilà le digne fruit de vos conseils sublimes !
>> Trois cents mille hommes égorgés :
>> Bernis est-ce assez de victimes ?
> Les mépris d'un grand roi pour vos petites rimes,
>> Vous semblent-ils assez vengés ?

(3) Page 14 : *N'aime pas assez la vertu.*

Ces deux vers sont de J. B. Rousseau.

ÉPITRE NEUVIEME,

A FINCK.

La Vertu préférable à l'Esprit.

LE défaut principal du siecle où nous vivons
Est la malignité mordante et satyrique ;
Elle est sotte et cruelle , et nous la proscrivons ;
Mais , malgré nos efforts , cette vapeur caustique
Est une épidémie, elle atteint les cerveaux ,
Les détraque , et les rend impertinens et faux.

Blâmer est le bon ton , approuver est sottise :
Voilà l'esprit du jour , son goût et sa devise.
Pour vous faire admirer dites à tout propos :
C'est mauvais ! détestable ! on brille avec ces mots.
Vouloir examiner , c'est une balourdise ;
Rien n'est plus ennuyeux , plus froid que l'analyse ;
Aussi , voyez ce fat de lui-même charmé ,
Il juge sans appel ; sémillant , animé ,
Souvent d'homme d'esprit il usurpe le titre ;
Plus il est ignorant , plus il est décidé.

De cette engeance inepte on doit être excédé ;
L'un , fléau des Auteurs , s'érigeant en arbitre ,
Se croit dans l'art de nuire un mérite profond ;
Son audace cynique interdit et confond ;
Il ne critique point , il charge , il injurie ;
A force d'impudeur , il s'est fait un renom.
Tout rôle lui convient en fait de jonglerie :
Il est dévot , mondain , sentencieux , bouffon ;

Et profane et sacré, mêlés dans sa boutique,
Par des goûts différens attirent la pratique.

La fureur de médire en prose comme en vers,
Enfante le libelle ; et maint auteur pervers,
Mercenaire effronté, s'arme de la satyre ;
Comme un chien furieux, attaque, mord, déchire,
D'argent, plus que d'encens, il se montre altéré :
Il faut lui payer tant pour une calomnie ;
Selon lui ce salaire est juste et modéré,
C'est tout en conscience.... Il est fort affairé,
Ce commerce va bien, et sa bourse est garnie.
Les méchans et les sots, dont il est admiré,
Ne verront point en lui le chien de la sottise,
Pour eux c'est un savant, il est fort à leur gré ;
Mais tout homme d'honneur le hait et le méprise.

Tel on voit ce feuilliste abhorré des Français....
Artisan de discorde, aux gages de l'envie,
Contre tous les talens il aiguise ses traits :
Dénigrer, diffamer, est l'emploi de sa vie.
Dans son style impudent, l'insulte, le mépris,
A flots précipités tombent sur le génie,
Et livrent le mérite à ses vils ennemis.
Aux yeux des gens sensés sa plume est une peste ;
Son systême est affreux, la suite en est funeste :
Parmi nous il n'est plus d'accord ni de douceur,
Par-tout on voit régner l'aigreur, la zizanie ;
Le sentiment se tait devant cet oppresseur,
Le goût s'est égaré fuyant sa tyrannie ;
L'aimable illusion a vu l'acrimonie
Briser son talisman ; Melpomene et sa sœur,
Et Momus sont vexés, et leur gloire est flétrie !....
Un ouvrage est-il bon ? ce docte professeur

Pour le décréditer le fronde avec furie,
Et de ses vilains doigts, de son soufle empesté,
S'efforce d'en salir et souiller la beauté;
Le mauvais il épargne, il aime *l'ânerie.*
De la vieille ignorance il s'est fait protecteur;
De tout nouvel essor acharné détracteur,
C'est un épouvantail, et dans sa félonie
Il tance le public et lui fait avanie....
Il ôse se nommer universel censeur!!...
Quoi! ce pédant obscur couvert d'ignominie,
Ce Zoïle grossier? Oui, c'est-là sa manie.
Il veut nous régenter: c'est un fin connaisseur,
Il a peu de talent, et beaucoup de noirceur.

Les arts sont contristés!.... Mais ce monstre s'abuse
S'il croit être pour eux la tête de Méduse;
Ils sont déjà vengés!.... Odieux agresseur,
Ton nom est un opprobre; et je vois l'infamie
Marquer de son cachet ta physionomie.
Tes coups ne portent plus; ton carquois épuisé
Tu t'escrimes en vain!.... Gauche et mal-avisé,
A tes admirateurs, ce troupeau si stupide,
Tes *dits* et *contredits* te rendent insipide.
On fait justice enfin; lassé, désabusé,
On sait que la critique est dans ta main cupide
Un métier aussi vil que nuisible et perfide.

Il serait moins fatal de naître sans esprit:
Comme un vin frelaté qui s'altere et s'aigrit,
S'il devient malfaisant peut-il plaire et séduire?
Mais joint à la vertu, quand sa clarté peut luire,
C'est le don le plus cher et le plus précieux,
Que l'on puisse obtenir de la faveur des cieux;
Rayon pur, émané de l'essence divine,
Qui fait penser, agir, et qui nous détermine;

Il voit dans le passé, PERCE DANS L'AVENIR,
Conçoit , juge ,conclud , prouve , et sait définir ;
Et d'un principe admis tirant la conséquence ,
Il aide la raison et mene à la prudence.
La nature voulut que ses puissans ressorts
Fussent et le moteur et l'âme de nos corps ;
Mais j'affirme et soutiens , que , dans la concurrence ,
Jamais sur un bon cœur il ne doit prévaloir.
Brillez par les talens , ayez un grand savoir ,
Soyez ingénieux, plaisant , profond , sublime ,
La vertu seule a droit à la parfaite estime,

Sur nos mœurs le vulgaire est sans discernement;
Il rejette , il approuve , et , suivant l'influence ,
Sur ce point délicat juge légerement ;
Bien souvent ce qu'il croit la bonté , la prudence ,
N'est qu'un dehors trompeur , une vaine apparence.

Dorlis le nonchalant, sot et voluptueux ,
Est fort consideré.... C'est qu'il est fastueux.

Ce pesant Gorgias , d'aucun mal ne s'avise ;
On dit que c'est bonté.... Non , chez lui, c'est bêtise.

Typhon , l'agent du mal , licencieux , gourmand ,
Est l'apôtre des mœurs , et crie à la réforme ;
On connaît sa malice , et l'on sait qu'il prétend
A ses contemporains faire un procès en forme;
Dans ses discours moraux son venin se répand ,
Et cet Apicius en Caton se transforme.

Selon les ignorans, Jocrasse a de l'esprit ,
Et comment sauraient-ils que tout ce qu'il écrit ,
Ce ramas si plaisant d'injures , d'invectives ,
Se trouve au magasin des œuvres mortes-vives
Que produisit jadis une secte en crédit.

(Elle attaquait alors le plus fameux génie.)
Il copie , il rapsode , et prend dans ces lambeaux
Les termes d'*hébétés* , *imbéciles* , *nigauds* ,
Qu'il prodigue au public... (douce plaisanterie !)...
Il a sur-tout un mot , le mot *niaiserie* :
Sans cesse il le répete et l'adresse aux auteurs ,
Poëtes , prosateurs , acteurs et spectateurs ;
Tout homme instruit connaît à sa pédanterie
Que Nonotte et Garasse ornent sa friperie ;
Que pillant les écrits de ces anti-savans ,
Des morts il fait un knout pour frapper les vivans;
Et que ces vieux chiffons qu'il ressase et ravive ,
Composent chaque jour sa leçon instructive.

Vanes parle à ravir d'honneur , de probité ,
Ses vices sont couverts d'un air de piété ;
Observez-le avec soin , ce n'est qu'hypocrisie ,
Et s'il est démasqué , craignez sa frénésie :
De vous exterminer que n'a-t-il le pouvoir ?
Il le desire au moins , il en garde l'espoir;
Son ame sanguinaire a le crime en usage :
Tous moyens lui sont bons pour assouvir sa rage.
Ce calomniateur a l'œil faux , le cœur noir...
Ah ! détournons les yeux , il fait horreur à voir....

Déplorables effets qu'entraîne la satyre !
A se perdre faut-il que soi-même on conspire ?
Parmi nous on dirait qu'il n'est que des méchans;
Les uns sont diffamés , les autres diffamans.
Voilà l'abus fatal de ce penchant à rire ,
Qui nous fit accorder des encouragemens
A ces serpens hideux ; aussi leurs sifflemens
Sont-ils seuls entendus.... Par un malheur étrange,
L'équité froide et calme en ne repliquant rien ,
Les laissa disposer du sort des gens de bien ,

On n'entend que le blâme et jamais la louange ,
Et plus on la mérite , ici , moins on l'obtient.

O vous qui ressemblez au Peuple Athénien !
Abjurez ce génie et cruel et volage......
Mais ! justes une fois , vous admirez ce Sage ,
Qui repoussant le charme et l'attrait des plaisirs,
Travaille sans repos , réprime ses desirs ,
Abaisse son orgueil, se maîtrise lui-même ,
Et sert le genre-humain qu'il sait plaindre et qu'il aime.
Amant de la sagesse et digne Citoyen ,
C'est lui qu'on peût nommer vraiment homme de bien.

Ce Héros vertueux est mûr dès sa jeunesse ,
Ignore les détours , et la feinte , et l'adresse :
L'immortalité brille , il y marche à grands pas.
C'est Numa dans la paix , César dans les combats ;
Pour vaincre et gouverner son ame est grande et ferme ;
De ses vertus jamais on n'apperçoit le terme ;
Envain la foudre part et se brise en éclats :
Lui ! semblable au rocher qui domine la terre ,
Affronte la tempête et brave le tonnerre.

L'envie , en frémissant , jette un cri suborneur ;
Mais elle essaie en vain de ternir son honneur ;
Il est tel qu'un vaisseau qui triomphe d'Eole ,
Ses voiles sont l'esprit , la gloire est sa boussole ;
Contre les ouragans , (si des esprits fougueux
Soufflent des passions dont la fureur désole)
Son jugement le sert , et ce pilote heureux ,
Le gouvernail en main , calme leur violence.
La chaîne des bienfaits les retient dans ces nœuds ,
C'est son arme chérie ; et son cœur généreux ,
Oblige qui le hait , pardonne à qui l'offense.
A travers les écueils , sous un ciel orageux ,
Fixant de la raison le fanal lumineux ,

Il vogue avec courage, et vers le port s'avance.....
C'est le port de l'honneur, la bonne conscience ;
Minerve et le dieu Mars le suivent en ces lieux :
C'est-là qu'il jette l'ancre, il aborde, s'élance,
Ce Héros vient, il voit, il est victorieux.

L'Univers le contemple, et voit cette existence
Comme un présent du Ciel dans sa magnificence :
Son mérite éclatant, ses exploits glorieux,
Du niveau des mortels l'élevent jusqu'aux Dieux.

Mais ne présumons pas qu'une vertu si pure
Sorte souvent des mains de l'avare Nature ;
Sans espoir d'égaler cet Être si parfait,
Efforçons-nous du moins d'imiter quelque trait
Du modele que j'offre à la race future.

Soyons justes et bons ; car justice et bonté
Sont les deux grands pivots de la société.
Poursuivons, sans pitié, l'infernale satyre.
Que son rire insultant sur ses levres expire ;
Dans la tête et le cœur elle a placé son fort ;
C'est-là qu'il faut frapper ; et d'un commun effort,
Par la honte et l'effroi déconcertant sa rage,
Punissons ses forfaits et réparons l'outrage.....

Quel accord renaîtrait pour le bonheur de tous !
Des hommes bien unis, sans fiel et sans couroux,
La joie et la gaîté seraient l'heureux partage !
Dirigeant vers le bien leurs plaisirs et leurs goûts,
Bienveillance, amitié, ces sentimens si doux,
De leurs jours fugitifs embelliraient l'usage !...

Et vous femmes aussi, connaissez l'avantage
De préférer à tout la douceur, la vertu ;
L'éclat de la beauté, les grâces du bel âge,
S'effaceront en vain, vous n'aurez rien perdu.

Des merveilleux du jour que vos cœurs se défendent ,
Votre honte et vos pleurs sont tout ce qu'ils demandent.
Mais comment résister ? Ne sont-ils pas charmans ?
Arbitres de la mode , ils sont un peu frivoles ;
Ils ne vous disent rien dans un flux de paroles :
Grandes prétentions et petits agrémens ;
Un langage affecté , quelques plaisanteries ,
Épigramme , sarcasme , et froides railleries ;
L'énigme , la charade , ils savent l'expliquer ,
Faire le calembourg . persifler , critiquer :
Suffisans , dédaigneux, les façons impolies ,
Susceptibles et fiers , un rien peut les piquer ;
Pour se venger alors , quels accès de folies !
Jusques à l'amitié , tout sert à leurs saillies ;
Ils vous supposeront les plus honteux défauts ,
Et mourraient s'il fallait étouffer leurs bons mots ;
Leur vanité blessée a besoin de victimes ,
Souvent ils ont recours aux stylets anonimes ;
Avec ce ton léger ils sont traîtres et faux.
Mais ces êtres chétifs ne sont pas fort à craindre ;
Sans cœur et sans courage , ils s'aiment sans rivaux ,
Et sont si méprisés , qu'on doit plutôt les plaindre.

Mon œil observateur veut un cadre plus grand,
Et je donne à ce fat un rôle différent :
Que par droit de naissance , ou par faveur , n'importe ,
Du chemin des honnenrs il franchisse la porte ;
Je veux lui supposer un grade , un certain rang....
Qu'il parvienne à la cour ? il faut qu'il y domine ;
Il intrigue , il cabale , et jure la ruine
D'un homme vertueux qu'il trouve en son chemin.

Devient-il magistrat ? homme dur , inhumain ,
Le droit est méconnu , la justice est vénale ;
Entre ses mains , voyez la balance inégale ,

L'argent du corrupteur y fait taire les lois ,
Et réduit l'orphelin et la veuve aux abois.

Que sera-ce grand Dieu ! quel avenir sinistre
Si le prince aveuglé le choisit pour ministre ;
D'abord ce forcené , brûlant d'entrer en jeu , ,
Va mettre au quatre coins toute l'Europe en feu ;
Il veut se faire un nom.... L'extravagant se flatte
De l'immortalité dont jouit Erostrate (2).

L'honnête homme élevé n'a pas ce faux brillant ,
Mais vous le trouvez juste , utile , bienveillant ;
Oui , c'est le bon esprit qu'on aime et qu'on révere :
Ne croyez point ceci diatribe ou chimere :
L'esprit méchant jamais ne sera propre à rien ;
Raison ou sentiment , il est hors de sa sphere :
Sous un autre rapport examinez le-bien ;
Il fut un mauvais fils , il sera mauvais pere ;
Connaîtra-t-il les droits et d'épouse et de mere ?
Que dis-je ? il rougirait d'être bon Citoyen.

Dites à votre gré , lequel est préférable ,
D'un homme essentiel , sage , modeste , aimable ,
Ou d'un esprit bouillant , qui jette en ses écarts
Comme un feu d'artifice , un éclat , des pétards !....
Parmi cette fumée on voit briller des flammes ;
Sa langue est un aspic qui bravant tout devoir ,
Déchire sans pudeur les hommes et les femmes :
Il peut en un instant changer du blanc au noir ,
Votre ami le matin votre ennemi le soir.
Des liens les plus chers il plaisante et se joue ,
Et jure un sentiment que son cœur désavoue.
Comparez-les tous deux , et sourd aux préjugés ,
Consultez le bon sens , pesez , et puis jugez.

ENVOI

PAR LE ROI DE PRUSSE,

A son ami Finck.

Mon ami , c'est à vous que j'offre cet ouvrage ;
D'un cœur qui vous chérit c'est un léger hommage.
    Mon Apollon n'est pas joyeux ,
    Mais il a le ton sérieux
D'une philosophie heureuse , douce et sage.

Je vous ai crayonné le portrait d'un méchant,
Peut-être y trouvez-vous un peu de véhémence ;
Mais plus il est affreux , plus il est ressemblant.
Quant on voit ses succès , son horrible influence
Sur les faibles esprits , et ce ton si tranchant
Que les sots abusés prennent pour l'éloquence,
Enfin quand un Tartufe empoisonne en prêchant,
C'est une lâcheté de garder le silence.
Eh ! qui peut contenir ce vertueux penchant
Qui s'indigne à l'aspect d'une telle insolence ;
La honte , les affronts ne l'ont point abattu ,
De tout il se console au sein de l'avarice
Qui l'excite à braver quand il est combattu ;
Ne le pas signaler , c'est être son complice ;
    « *Qui ne hait pas assez le vice ,*
    » *N'aime pas assez la vertu.* (3) »
Axiôme divin que j'aime avec délice :
Le citer fréquemment c'est rendre un vrai service.

Que mon pinceau n'est-il brillant et gracieux !
Du Héros j'aurais fait une plus belle esquisse :

Mais pourtant elle doit offrir à tous les yeux
Un trait frappant et précieux ;
C'est une prophétie, et l'effet doit la suivre.
Heureux Peuple Français ! c'est chez toi qu'il doit vivre !
En lui tu trouveras la source de tout bien,
Et l'on croira revoir Marc-Aurele ou Julien.

Ecoutes du destin ce que porte le livre :

» Après de grands débats, dans un siecle nouveau,
» Au fort de la tempête et du sein des orages,
» L'astre resplendissant percera les nuages....
» C'est la philosophie et son divin flambeau.
» Pour te faire jouir des biens qu'elle fait naître,
» Un Héros bienfaiteur au monde doit paraître.
» Il aura nom
» NAPOLÉON.
» Paisiblement dans l'ombre et le silence
» S'écouleront les jours de son enfance.
» Il est encore à son berceau ;
» Mais son étoile lui prépare
» L'avenir le plus beau,
» Le destin le plus rare !
» La véritable majesté
» C'est le génie et la bonté. »

Mais quel nouveau transport de mon ame s'empare !
Je me laisse entraîner à l'inspiration.
Quels succès glorieux ! ô Grande-Nation !
Je te vois triompher ! ton malheur se répare !
Tu n'as plus d'ennemis, tu domptes Albion,
De toutes parts j'entends et *vivat* et *fanfare*.

Peuples retenez bien cette prédiction ! !

Mais laissons le futur dont le temps nous sépare ;
Du trépied je descends et vais changer de ton....

Au présent je reviens.... Ami, je vous déclare
Que de votre amitié, titre dont je me pare,
    J'espere l'approbation ;
Et je crois qu'à vos yeux le sentiment répare
    Les défauts de ma diction.
A ces héros fameux de l'érudition
Il ne faut pas qu'on me compare.
    Jamais la morgue, la hauteur,
N'accompagne chez moi l'amour propre d'auteur ;
Je sais que très-souvent mon Pégaze s'égare,
Que brisant dans sa course un frein régulateur,
    Ma Muse tudesque et bizarre,
    Jargonnant un français barbarre,
Fait sa prose rimée aussi bien qu'elle peut ;
Et du compas français bravant la symétrie,
Le purisme gênant qui toujours contrarie,
    Exprime au moins ce qu'elle veut.
Un style plus parfait n'est pas en ma puissance :
    Si j'ai, s'en m'en appercevoir,
Trouvé dans mon cerveau quelque réminiscence,
    Vous savez que de l'indulgence
    L'amitié se fait un devoir.
    Libre de toute servitude ,
    Un trait d'imagination
    Me plaît mieux que l'exactitude
    Dont les modernes font l'étude.
En fait de vers, cher Finck, j'ai moins d'ambition.
Adieu, santé, gaîté, salut, affection.

F I N.

E R R A T A.

PAGE 3. AVERTISSEMENT. 16ᵉ vers : *Au lieu de* :
Ce motif puissant m'anime et m'encourage ;

  Lisez :
Un motif si puissant m'anime et m'encourage ;

PAGE 7. — 4ᵉ vers ; *Au lieu de* :
Le mauvais il épargne, il aime *l'ânerie.*

  Lisez :
Le mauvais, il l'épargne, il aime *l'ânerie.*

PAGE 12. — 13ᵉ vers ; *Au lieu de* :
Pour se venger alors, quels accès de folies !
    Lisez : quels excès de folies !

PAGE 16. — 13ᵉ vers ; *Au lieu de :* barbarre, *lisez* :
barbare.

  Idem. — 19ᵉ vers ; *Au lieu de* :
    Si j'ai, s'en m'en appercevoir,
    Lizez : sans m'en appercevoir.

Se trouve au Cabinet littéraire, rue de Grenelle,
faubourg Saint-Germain, n° 330.

www.ingramcontent.com/pod-product-compliance
Ingram Content Group UK Ltd.
Pitfield, Milton Keynes, MK11 3LW, UK
UKHW021055120726
13693UKWH00006B/2641